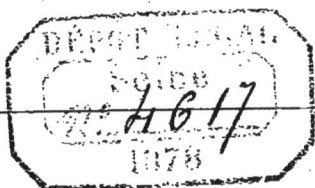

DERNIERS MOMENTS

DE

M. EUGÈNE BORÉ

SUPÉRIEUR GÉNÉRAL

DE LA

CONGRÉGATION DE LA MISSION

ET DE LA COMPAGNIE

DES FILLES DE LA CHARITÉ

PARIS

IMPRIMERIE SAINT-GÉNÉROSUS

J. MERSCH

33, BOULEVARD D'ENFER, 33

1878

DERNIERS MOMENTS

DE

M. EUGÈNE BORÉ

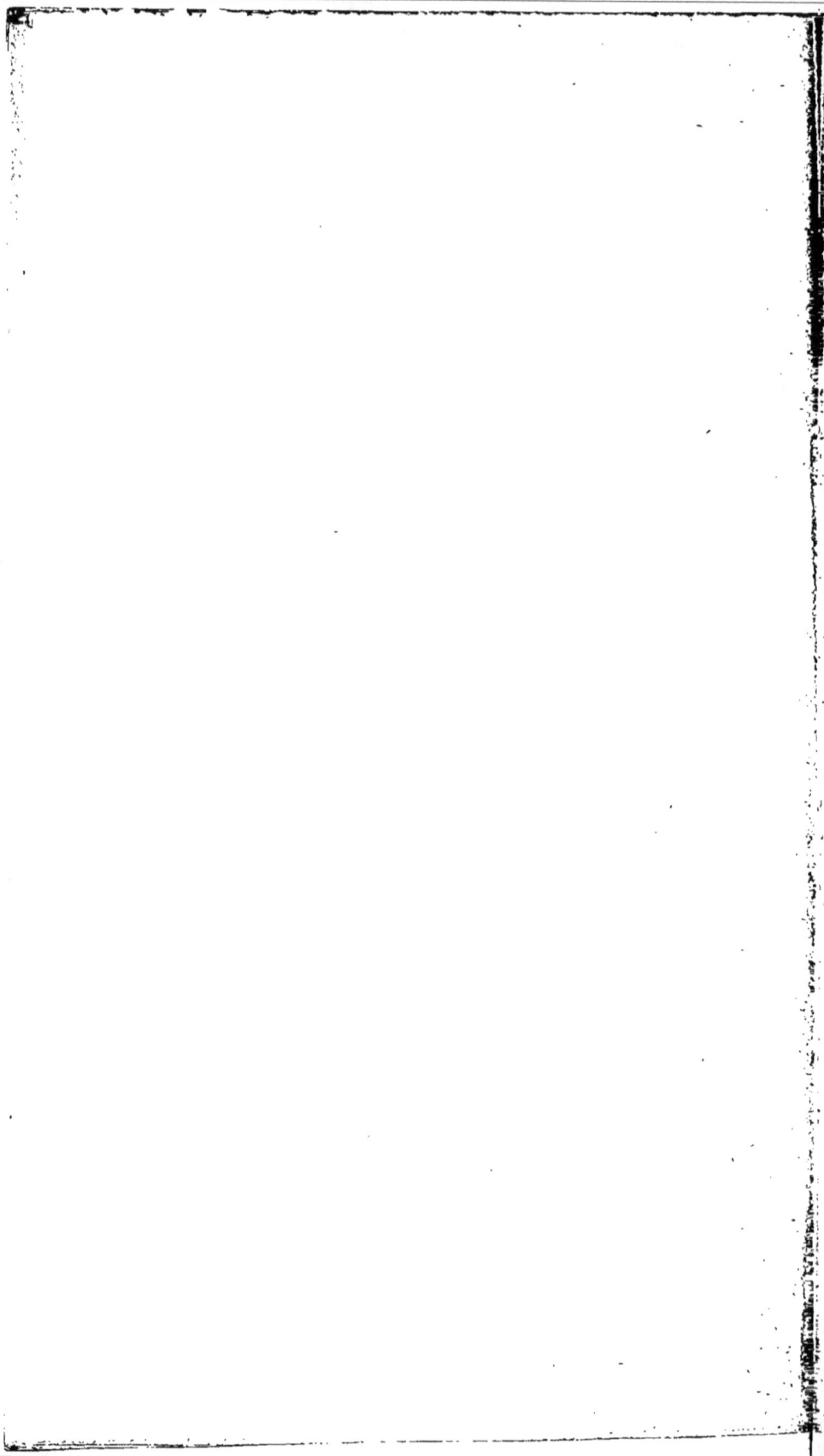

DERNIERS MOMENTS

DE

M. EUGÈNE BORÉ

SUPÉRIEUR GÉNÉRAL

DE LA CONGRÉGATION DE LA MISSION

ET DE LA COMPAGNIE

DES FILLES DE LA CHARITÉ

———∽∾∽———

La douloureuse nouvelle de la mort de
Notre Très-Honoré Père, M. Eugène Boré,
s'est répandue partout, avant même qu'on
put savoir qu'il était malade. Cette dépêche :
« M. le Supérieur général est mort » a été
comme un coup de foudre. Ceux qui l'entouraient de leurs soins attentifs et dévoués

étaient loin de prévoir un si prompt et si douloureux dénouement.

M. le Supérieur général avait, au mois d'août, lors de son voyage en Bohême, éprouvé quelque fatigue, mais qui n'inspirait pas de crainte sérieuse.

Il avait pu présider les offices de la Semaine Sainte, et lui-même disait avec une vraie satisfaction, qu'il ne se sentait pas trop lassé de ces longues cérémonies.

Mercredi dernier, 1er mai, il avait à expédier beaucoup d'affaires : après avoir récité ses petites heures, il écrivit plusieurs lettres, dépouilla une volumineuse correspondance jusqu'à dix heures; puis il se rendit à la communauté des Sœurs, pour y présider le conseil.

Vers trois heures, il descendit au parloir, il y resta jusqu'à six heures.

Après le souper, il prit part à la récréation, avec plus d'entrain même qu'à l'ordinaire, assista à l'exercice du mois de Marie, et présida ensuite à la-prière du soir.

Comme on le voit, c'était une journée bien remplie, et rien ne faisait pressentir que ce serait sa dernière journée de travail.

Vers une heure du matin, il se sentit oppressé; il alla chez M. l'assistant de la maison, et s'assit en disant : J'étouffe. Aussitôt M. l'assistant fait appeler le médecin qui, en le voyant, déclare que l'état est grave. Mais la forte constitution de notre Très-Honoré Père, et les soins qu'il a reçus font espérer à tous que cette crise se résoudra favorablement.

Toute la journée du jeudi se passa sans qu'aucun symptôme révélât à ceux qui l'entouraient une aggravation du mal. Le *ca-tharre suffocant* semblait conjuré, mais c'était une erreur à laquelle on était heureux de croire.

Vendredi à neuf heures, notre médecin fit appeler un de ses confrères qui avait soigné M. le Supérieur général à Arcueil, quatre ans auparavant. Le docteur Fauvel nous dit en sortant que le cas était grave, mais non désespéré.

Du reste le malade semblait se trouver mieux : il s'occupa de quelques affaires, se fit faire une lecture spirituelle, et jusqu'à midi ne cessa de réciter son chapelet.

Il désira voir un missionnaire qu'il envoyait en Perse pour lui donner sa bénédiction, et voulut signer une lettre écrite à Ourmiah, c'est son dernier acte administratif.

Cette mission de Perse, qu'il avait lui-même fondée, il y avait 40 ans, encore laïque, était celle à laquelle il donnait un dernier acte de bienveillance, comme il lui avait donné les prémices de son zèle.

A une heure et demie, la sonnerie qui indiquait le service de la seconde table sembla le frapper. Est-ce que quelqu'un est mort?... C'est bien le glas funèbre qui sonne! Il prête l'oreille, mais la cloche ne sonnait plus. Était-ce un pressentiment? Quelques instants après, il demande du papier au frère infirmier : l'exposition de l'œuvre apostolique devait avoir lieu, et il écrit deux lignes pour prier Mgr Gaume, de réserver quelques objets pour des missions très-pauvres. Cette demande écrite au crayon devait être le dernier acte de charité écrit de la main de notre vénéré malade.

Vers 4 heures, on l'avertit de la prochaine arrivée de M. Chevalier, assistant, qui revenait d'Espagne. Son visage se ranima et il dit avec bienveillance : Oh! je suis bien content de le voir, le bon Dieu a béni son voyage.

Un peu plus tard, il aperçut un Missionnaire au pied de son lit, et lui demanda s'il venait pour quelque affaire; à sa réponse négative, il lui fit signe de la main d'approcher et proposa de lui donner sa bénédiction. Ce confrère se mit aussitôt à genoux fondant en larmes; notre Très-Honoré Père lui dit avec émotion quelques paroles d'encouragement et ajouta : « Je vais aller célébrer la fête de la Translation au ciel avec saint Vincent, je n'oublierai pas la Congrégation et prierai pour vous tout particulièrement » puis il le bénit.

Une heure après, M. Chevalier avait la consolation d'embrasser notre vénéré malade qui exprima son regret de n'avoir pas pu recevoir le jour même la visitatrice d'Espagne : « Dites-lui que je la verrai demain. » Ce lendemain ne devait plus être pour lui. Tout à coup, la respiration devient plus difficile et les traits de son visage s'altèrent à vue d'œil.

Le médecin recommande de faire administrer sans retard notre très-honoré Père. On dresse tout pour cette cérémonie et le vénéré malade ne semble pas s'en apercevoir, mais son âme toute à Dieu était préparée. Il récite des prières, il fait fréquemment le signe de la croix!

A sept heures, la communauté accompagne le Saint-Sacrement : M. Delteil, premier assistant, donne le Saint-Viatique au malade, l'Extrême-Onction, puis l'indulgence plénière. Jusqu'alors, il avait gardé toute sa connaissance, puis elle sembla l'abandonner par instant. « Où faut-il que j'aille pour recevoir l'indulgence? » dit-il à M. Delteil ? Néanmoins, il unit ses prières à celles du prêtre, et il le remercie ensuite affectueusement.

Depuis ce moment la respiration devenait plus lente; elle semblait suspendue de temps à autre, ensuite elle reprenait son cours. Le vénéré malade ne se plaignait pas et ne paraissait pas souffrir. Vers huit heures, M. l'assistant de la maison vient le saluer : M. le Supérieur répond avec bienveillance à ce que lui dit M. l'assistant et

il l'embrasse affectueusement. « Si j'ai pu
vous faire de la peine, veuillez me pardon-
ner, » lui dit M. l'assistant. « Mais, répond
le malade, avec l'humilité qui lui était
ordinaire, c'est plutôt à moi à vous demander pardon. »

M. l'assistant le prie de bénir la
communauté « Oh ! bien volontiers, dit-il,
et d'une manière très-distincte et en faisant
un grand signe de croix, il prononça les
paroles de la bénédiction.

Notre médecin qui n'a pas cessé de pro-
diguer ses soins au malade avec le plus
affectueux dévouement, nous déclare qu'il
ne passera pas la nuit.

On avertit immédiatement Son Ém. le
Cardinal, et une dépêche est envoyée à
Rome pour demander au Saint-Père la
bénédiction apostolique.

Le Cardinal vient à neuf heures et demie avec son coadjuteur. Son Éminence adresse quelques mots au malade qui reçoit pieusement sa bénédiction.

« Voilà dit-il, en se retirant, comment meurent les saints.... » Une heure après, M. E. Boré, mourait saintement comme il avait vécu.

Il est mort le vendredi, premier vendredi du mois consacré au Sacré-Cœur pour lequel il avait une grande dévotion, le jour de l'invention de la Sainte-Croix. Il portait toujours sur lui, c'était un souvenir d'ami, une croix avec ces paroles : *In hoc signo vinces.*

La mort ne l'a pas surpris; écoutons-le nous le dire lui-même : voici les résolutions que nous trouvons écrites de sa main, à l'âge de dix-neuf ans.

1829

Pensées et Résolutions

Tant que je ne servirai pas Dieu, je ne trouverai pas le bonheur.

O Enfer, puissé-je bien comprendre ton éternité!

O péché mortel, puissé-je bien sentir toute ta laideur, et le mal que tu fais à une âme!...

Amour sacré de mon Dieu, embrase, consume mon cœur!...

Ne jamais être quinze jours sans aller à confesse.

Éviter avec la plus grande vigilance ma passion dominante.

Mon *Ave Maria* tous les soirs avant de m'endormir.

Fuir, aux jours de sortie, ce qui pourrait m'être dangereux.

Un cœur plein de ferveur et de l'amour de son Dieu, jouit d'un paradis anticipé.

Quid prodest homini!!! Le temps fuit avec rapidité, les générations s'écoulent comme un fleuve dans l'Océan. Tout meurt, personne ne songe à l'éternité, ni à une vie future. Dans quarante, soixante ans, où serai-je? c'est la plus longue étendue de ma vie; ô erreur, ô insensibilité des hommes; la mort, l'éternité sont près d'eux, et ils n'y pensent pas; ils sont indifférents.

Penser tous les jours à ma vocation, et prier Dieu de m'éclairer.

Travailler pour la plus grande gloire de Dieu !

Lire cette année des livres philoso-phiques, profonds et religieux.

Penser souvent aux vanités, au faux éclat de ce monde, de ce tumulte de Paris.

N'aller jamais avec de faux amis, et fuir le plus possible toute réunion dange-reuse.

L'année suivante, il écrivait ce qui suit :

1830

Mon Dieu, ayez pitié de moi ! Je suis faible, et le plus faible des hommes. Je tremble de quitter cette maison avec un

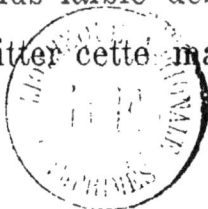

commencement de bonnes résolutions de vivre pour vous, de vous aimer, de vous servir. La faiblesse est le grand principe de mes imperfections, de mes vices; il faut les guérir par les contraires. Que faire, ô mon Dieu! ô sainte Vierge! Aller avec confiance, après m'être jeté sous votre double protection. Je serai bien exposé! cela rentre peut-être dans les desseins de votre Providence; c'est une épreuve qui me méritera de grandes grâces, si je reste fidèle. Avec votre aide enfin, je le puis, d'autres ont *vaincu le monde.*

Je promets, afin de me conserver:

1º De faire matin et soir ma prière; de plus, le matin, une méditation, et dans la journée au moins une lecture pieuse;

2º D'entendre la messe, tous les jours lorsque je le pourrai;

3º D'aller à confesse tous les samedis, et de m'efforcer d'être jugé digne d'approcher du Très-Saint Sacrement ;

4º D'éviter toute société de jeunes gens de... et, lorsque je m'y trouverai, d'agir avec la simplicité d'un enfant.

5º De rechercher les personnes sérieuses, telles que des ecclésiastiques ;

6º Éviter toute recherche dans ma toilette. Modestie et simplicité.

Voilà, ô Jésus-Christ, ô sainte Vierge, les résolutions que je forme dans toute la pureté de mon âme, et toute l'ardeur du bon désir de les remplir. Résolutions que je scellerai du sang de mon Dieu, demain 7 février 1830.

L'année d'après, il écrivait :

1831

Mon Dieu, qu'il est doux de vous aimer !
L'âme le sent, lorsque vous la touchez de
votre grâce, et que vous lui faites entendre
quelques-unes de ces paroles mystérieuses
qui ressemblent à une voix échappée du
ciel, et qui la pressent, la pénètrent victo-
rieusement, en lui communiquant la force
de consommer les sacrifices les plus pé-
nibles à la nature, sacrifices qu'elle déses-
pérait de pouvoir jamais accomplir, lorsqu'elle était abandonnée à elle-même, à
ses propres misères et à sa seule faiblesse.
Vous daignez me faire comprendre main-

tenant, avec une évidence toute lumi-
neuse, laquelle n'est que la lumière divine
de votre Verbe, la nécessité, le besoin
et le bonheur d'être à vous, de vous ap-
partenir, mais tout entier, sans réserve et
sans restriction aucune; vous daignez me
faire toucher comme au doigt la sécurité,
la paix de l'âme et ce contentement inté-
rieur que goûtent vos vrais serviteurs; je
vous en loue, et je vous en bénis, ô mon
Dieu! Indigne que je suis de cette nouvelle
grâce, je m'humilie en votre présence, et
je remercie votre divine miséricorde de
m'avoir donné la force suffisante de faire
ce pas décisif et solennel qui, je l'espère,
est mon entrée définitive dans la voie du
salut et de la perfection. Oh! je vous
prie, Seigneur, de ne pas m'abandonner;
que votre bras puissant qui m'a pris par

la main et qui m'a fait sauter, en quelque
sorte, par dessus les derniers obstacles
que le monde élevait entre vous et moi,
continue de me soutenir et d'écarter tout
ce qui pourrait m'arrêter ou me retarder
dans vos voies. J'ai le cœur bien disposé
maintenant, parce que votre grâce l'a
ému ; je vois clairement que je dois être
un bon et fidèle religieux, parce que votre
lumière luit aux regards de mon intelli-
gence ; mais le temps de l'épreuve vien-
dra, vous semblerez vous retirer, et une
obscurité profonde m'environnera, ce qui
était clair pour moi deviendra tout à coup
ténébreux... O inconstance du cœur hu-
main ! ô faiblesse de notre volonté. Ah !
je vous prie d'avance, Seigneur, de me
secourir dans ces instants d'épreuve ! La
persévérance, un amour fort comme la

mort, voilà ce que je vous demande du fond de mes entrailles.

Comme je dois prendre tous les moyens qui sont en mon pouvoir de persévérer dans votre amour et dans le saint état que j'embrasse, et que les plus efficaces sont ces résolutions même que le cœur jette sur le papier au moment où la grâce divine le travaille encore, parce qu'elles forment une espèce de pacte conclu avec Dieu, et qu'elles ne sont pas seulement quelques bons propos conçus vaguement et aussi fugitifs que les paroles qui les formulent, je vous promets aujourd'hui, 7 décembre 1831 :

1º De chercher à pratiquer dans toutes les occasions qui se présenteront la vertu d'obéissance qui est la pierre angulaire de notre règle, et pour y parvenir je dois entretenir au fond de mon âme une vive et sincère humilité (1).

2º Pour la vertu de pauvreté, je suis bien éloigné de l'avoir. Je tiens beaucoup à ces quelques connaissances que je crois avoir, et souvent je les regarde comme mon bien propre, j'en suis avare et je crains de les communiquer. J'aime encore ce qui brille au dehors, et je mets trop de recherche dans mes vêtements; je crains de paraître pauvre, et j'aime les livrées du monde.

3º Pour la vertu de chasteté, je prends la résolution de mettre un sceau sur mes yeux et mes oreilles, lorsque je sors et que je me trouve au milieu du monde. Je

(1) Il était alors dans la compagnie que voulait fonder M. de Lamennais.

dois être le maître absolu de mes regards, et les tenir dans la décence et la modestie.

4º Lorsque je sors pour aller à mes cours, et du rantla journée, lorsque je passe d'une occupation à une autre, je dois élever mon âme à Dieu, et m'efforcer de lier toutes les choses de l'ordre terrestre et visible aux choses de l'ordre céleste et invisible. C'est là le moyen de sanctifier son travail, ses études, et par conséquent toute sa journée.

Je mets ces résolutions, que je viens de prendre, sous la protection de la sainte Vierge Marie, dont nous célébrons demain la fête de l'Immaculée-Conception.

Paris, ce 7 décembre, 1831.

E. B.

Quelques années après, il partait pour l'Orient et voici comment il apprécie son voyage dans une lettre qu'il écrit à son frère:

Vienne, ce 27 octobre 1837.

Mon Léon,

J'attendais impatiemment ta réponse, car le temps paraît toujours très-long, lorsqu'on est bien éloigné des siens, et que l'esprit est préoccupé d'un projet aussi décisif sur le reste de ma vie que celui de mon voyage. Loin de me repentir de l'avoir conçu, chaque jour au contraire, en la murissant et l'examinant, je m'applaudis d'avoir eu cette inspiration que je crois providentielle...

Le but définitif de mes travaux est, comme je te l'ai dit souvent, la vérité ou la cause de la religion catholique. Tu le

comprends d'autant mieux que tu agis
sous l'influence de la même pensée. Quand
je réfléchis à la vanité des autres motifs
qui font travailler les hommes, je les
plains et je me dis que jamais pour un
peu d'or et de bruit qu'on appelle renom-
mée, je n'irais sacrifier le repos et le bien-
être que je goûtais ces dernières années à
Paris.

Je voyage donc véritablement pour
Dieu, je vais visiter le pays qui fut le ber-
ceau du christianisme, étudier la langue
qu'on y parlait, en examiner les monu-
ments, pour revenir ensuite, fort de ces
nouvelles connaissances, prêter mon faible
appui à ceux qui combattent déjà...

Ne vous inquiétez point sur mon compte,
je m'abandonne aux mains de Dieu, et, si
je dois mourir dans ce pèlerinage chrétien

et scientifique, je tâcherai d'être bien disposé. Qu'ensuite on ne vienne pas en accuser le voyage même. Compte-t-on tous ceux qui, à mon âge, meurent par exemple d'une fluxion de poitrine à la sortie d'un bal ou d'un théâtre? Assurément non. Eh bien, ne vaut-il pas mieux exposer sa vie pour un sujet qui en est véritablement digne. Priez pour moi, et je vous reviendrai, j'espère, meilleur et plus savant. Je renonce à toutes les vanités de la vie qui me charmaient. Vivre pour Dieu et la science, voici la seule chose digne de l'homme....

Voici comment sa chère sœur parle de lui, à un ami par lequel on avait des nouvelles du voyageur chrétien en Perse.

Angers, 11 septembre 1842.

Eugène dédaigne toute félicité passagère. Son regard s'abaisse difficilement sur ce qui s'échappe rapide et sans retour. Il nous mesure à l'élévation de son âme. La force de sa vertu l'empêche de sentir les liens puissants qui nous attachent toujours à lui. Il s'inquiète peu de nos désirs de le posséder, de le chérir près de nous, quelques instants encore. Si la volonté de Dieu l'éclaire et l'entraîne aux extrémités du monde, son sacrifice est fait d'avance. Nous devons l'accepter....

Enfin citons ce document qui contient ses dernières volontés et qui révèle le secret de son cœur :

1843

Aujourd'hui, vingt-quatre juin de l'an
mil huit cent quarante-trois, en présence
du Dieu trois fois saint, le Père, le Fils
et le Saint-Esprit, sous la protection de
Marie, ma céleste mère, et sous le patro-
nage spécial de saint Jean-Baptiste le
Précurseur, lui dont la vie pénitente et le
zèle des âmes sont proposés, en ce jour de
sa fête, comme le vrai modèle de ma vie de
missionnaire, je veux déclarer mes dernières et formelles volontés, dans le cas où
la volonté divine me retirerait de cette
terre.

L'existence de l'homme est courte, incer-

taine, environnée de mille dangers, sur-
tout lorsqu'il est exposé aux mille acci-
dents des voyages, parmi des populations
infidèles et ennemies...

Premièrement, je confesse mourir dans
la foi de l'Église catholique, apostolique
et romaine, dont j'ai eu le bonheur de
naître l'enfant, et à laquelle mon cœur, à
l'âge où d'autres passions le sollicitaient,
s'est attaché, par l'effet d'une grâce bien
peu méritée, d'une manière si vive et si
intime que j'ai résolu de consacrer à sa
défense et à sa propagation ce que j'avais
de force et de vie. Un double regret tou-
tefois me confond et m'attriste; c'est d'avoir
perdu plusieurs années précieuses dans la
tiédeur et la futilité, et d'être encore si
lâche au service de Celui qui mérite seul
qu'on le serve et qu'on l'aime. Quelle joie,

quelle liberté intérieure et quelles conti-
nuelles consolations ne goûte point l'âme
qui s'est irrévocablement consacrée à son
Dieu !

.   .   .   .

.   .   .   .

.   .   .   .

Après ces dispositions suprêmes, je
demande de nouveau pardon à Dieu de tout
le mal commis envers lui, durant ma vie,
par pensées, par paroles et par actions;
je demande aussi pardon à mon prochain
de tout le mal et des mauvais exemples
dont je me suis rendu coupable à son
égard.

Puis, confiant en la miséricorde de
Jésus-Christ, mon sauveur et rédempteur,
je remets mon âme entre ses mains, croyant
aussi à sa divine parole : qu'il ne reniera

point celui qui l'aura confessé à la face des hommes.

A la villa Taverna, près Frascati et Rome,

Le 24 juin 1843,

E. Boré.

Notre fête de la Translation, que le Cardinal devait présider, n'a pas eu lieu, mais le dimanche, Son Ém. a bien voulu venir dire, à neuf heures, la sainte Messe pour le repos de l'âme de notre Très-Honoré Père, M. Boré.

Dans la matinée, une dépêche du Cardinal Franchi faisait connaître la réponse du Souverain-Pontife : Sa Sainteté avait tout d'abord accordé la bénédiction apostolique, et elle prenait part bien affectueusement à la douloureuse perte qui affligeait la double famille de saint Vincent.

Dès le matin du samedi, le corps de Notre Très-Honoré Père, revêtu des habits sacerdotaux, était exposé dans la salle attenante au parloir. L'aube à laquelle il tenait beaucoup, qu'on lui mettait pour la dernière fois, lui avait été envoyée en Perse par sa très-chère et regrettée sœur, Madame Rogeron, au mois de mars 1842. Ce ne fut que huit ans après qu'il s'en servit pour sa première messe.

Toute la journée, l'affluence des visiteurs a été immense! et c'était avec autant d'étonnement que de douleur que le grand nombre, apprenant la maladie en même temps que la mort, venait prier pour celui qui avait été ravi à notre affection.

Le dimanche, à deux heures et demie, malgré le désir de procurer aux mission-

naires de province, à nos chères sœurs et
aux parents et amis de notre très-cher
et très-regretté défunt, la suprême consolation de considérer une dernière fois ses
traits, la décomposition avait déjà fait tant
de ravages sur ce corps encore plein de
vie et de santé trois jours auparavant,
qu'on fut obligé de le mettre dans un cer-
cueil en plomb. On procéda à cette douloureuse opération, pendant que la communauté chantait les vêpres de la
Translation.

Ce triste devoir rempli, la foule qui
stationnait à la porte de Saint-Lazare,
pénétra de nouveau dans la *Salle des Re-
liques,* où était dressé le catafalque. Jusqu'au soir, ce fut une procession conti-
nuelle. Le lendemain, lundi, dès le
matin, nos sœurs et de nombreuses

orphelines vinrent prier auprès de notre cher défunt. Comme les deux jours précédents, les visiteurs étaient nombreux, MM. les curés de Paris et de la banlieue y vinrent en grand nombre, plusieurs même avaient parlé en chaire, la veille, à leurs paroissiens, des vertus de feu notre Très-Honoré Père.

Mardi, jour de l'enterrement, des missionnaires demandèrent et obtinrent de célébrer la sainte messe près du corps.

A huit heures eut lieu la levée du corps, et la cérémonie funèbre commença.

Voici le compte-rendu qu'en a donné un journal :

« Dès le grand matin, la chapelle des lazaristes, rue de Sèvres, se voyait envahie : les tribunes du pourtour par les sœurs de la Charité, le bas de la chapelle par de pieux fidèles. Le chœur était occupé par les prêtres et les élèves du Séminaire des Prêtres de la Mission. Successivement sont arrivés et conduits à des places réservées dans le sanctuaire et ses abords : Mgr Richard, archevêque de Larisse, coadjuteur du Cardinal-Archevêque de Paris, qu'accompagnaient MM. les archidiacres Lagarde et Caron ; Mgr Lavigerie, archevêque d'Alger ; Mgr Ravinet, ancien évêque de Troyes ; Mgr Tagliani, auditeur, et l'abbé Costi-Guerra, secrétaire de la nonciature ; Mgr Gaume, protonotaire apostolique ; Mgr de Girardin, prélat romain ; M. l'abbé d'Hulst, vicaire général, archidiacre de Sainte-Geneviève ; MM. les chanoines Pradines et Le Guillou ; un grand nombre d'ecclésiastiques de Paris, entre autres Messieurs les Curés de

Saint-François-Xavier, de Saint-Thomas-d'Aquin, de Sainte-Marguerite, de Saint-Augustin, de Clichy, etc. ; les supérieurs des principales communautés de Paris, entre autres le R. P. Didon, prieur des dominicains; le R. P. Th. Ratisbonne, supérieur de Sion ; le R. P. Pététot, supérieur de l'Oratoire; le R. P. Chauveau, supérieur du collége de l'Immaculée-Conception; le R. P. Pitot, S. J.; le R. P. Depoix, provincial des Maristes ; le R. P. Martinet, assistant général des Oblats de Marie; les RR. PP. Rédemptoristes; M. l'abbé Delpech, supérieur des Missions-Étrangères; le Cher Frère Irlide, supérieur général des Frères des Écoles chrétiennes, etc.

Mme la maréchale de Mac-Mahon, M. le colonel de Vaulgrenant, représentant le

Maréchal-président; M. Guéroult, représentant M. le ministre des affaires étrangères; M. Chesnelong et plusieurs autres sénateurs; plusieurs députés; M. Tardif, conseiller d'état et directeur des cultes; M. de Plœuc, ancien sous-gouverneur de la Banque; le baron Grivel, capitaine de vaisseau, et plusieurs officiers généraux et supérieurs; des représentants de la presse catholique, et notamment de l'*Univers* et du *Monde*, etc., etc.

« La levée du corps a été faite par M. Fiat, vicaire général de la congrégation, qui a présidé l'office de matines et laudes et célébré la messe solennelle du *Requiem*. Les chants liturgiques ont été dits d'une manière remarquable et très-pieuse en soli et en chœur à l'unisson. L'absoute a été donnée par Mgr Richard. Le corps du vénéré défunt était placé au bas du chœur, recouvert d'un simple drap mortuaire et entouré de six cierges de cire jaune.

L'office étant achevé, le corps a été porté sur un modeste char funèbre pour être conduit au lieu de sépulture réservé aux lazaristes dans le cimetière de Montparnasse. A une petite distance du cimetière, l'officier de paix permit qu'on marchât en procession. Le porte-croix et les acolytes s'avançaient en tête, suivis des élèves du séminaire et des prêtres de la Congrégation de la Mission, couverts de la barrette et revêtus du surplis.

A côté et derrière le char, on remarquait le frère du défunt, M. Léon Boré, et différents membres de la famille, plusieurs des personnes de distinction que nous avons mentionnées et d'autres dont les noms nous échappent; enfin un grand nombre de Sœurs de la charité, et une foule de fidèles et de pauvres. Au cimetière, les prières de l'Église ont été dites, et les cérémonies de l'enterrement accomplies selon le rituel. »

M. Eugène Boré est né le 15 août 1810, à Angers.

Il entra dans la Congrégation, le 25 janvier 1849, il fut ordonné prêtre à Constantinople, le 7 avril 1850 et l'année suivante, il vint à Paris prononcer les saints vœux en présence de M. Étienne, supérieur général, le 29 janvier 1851. Après avoir accompagné M. Étienne dans un voyage en Algérie, M. Boré retourna en Orient avec la charge de visiteur de notre province de Constantinople et de supérieur de notre collége de Bébek. Il y est demeuré, en cette qualité, jusqu'en 1866 où il fut rappelé à Paris pour être secrétaire général de la Congrégation.

Le 11 septembre 1874, il fut élu supérieur général et est décédé le 3 mai 1878.

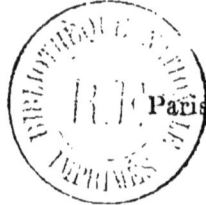

Paris, 8 mai 1878.

Paris. - Imp. St-Générosus. - J. Mersch, 33, b.d'Enfer.

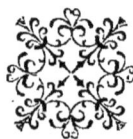

www.ingramcontent.com/pod-product-compliance
Lightning Source LLC
Chambersburg PA
CBHW070921210326
41521CB00010B/2266